AF503198

FACULTÉ DE MÉDECINE DE PARIS

Année 1882   **THÈSE**   N° 12

POUR

LE DOCTORAT EN MÉDECINE

Présentée et soutenue le 3 août 1882 à 1 heure,

PAR ARTHUR-HONORÉ DENIAU

Né à Sanchéville (Eure-et-Loir), le 18 juin 1854,
Médecin de la marine.

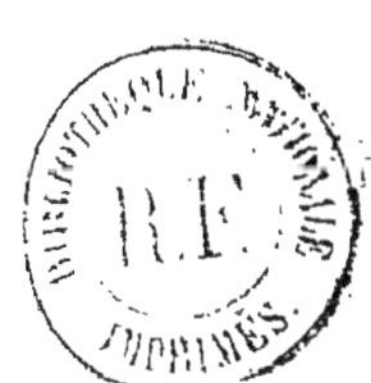

DE LA PILOCARPINE

Son Action, son Emploi dans la Thérapeutique Oculaire

Président :   M. CORNIL, *professeur*.
Juges : MM   { BOUCHARD, *professeur*.
          { HUMBERT, RICHELOT, *agrégés*.

*Le Candidat répondra aux questions qui lui seront faites sur les diverses
parties de l'enseignement médical.*

PARIS

A. PARENT, IMPRIMEUR DE LA FACULTÉ DE MÉDECINE

A. DAVY, Successeur

29-31, RUE MONSIEUR-LE-PRINCE

FACULTÉ DE MÉDECINE DE PARIS

Doyen..................... M. BÉCLARD.

Professeurs .... MM.

Anatomie..	SAPPEY.
Physiologie.....................................	BÉCLARD.
Physique médicale...............................	GAVARRET.
Chimie organique et chimie minérale.............	WURTZ.
Histoire naturelle médicale.....................	BAILLON.
Pathologie et thérapeutique générales...........	BOUCHARD.
Pathologie médicale.............................	JACCOUD. PETER.
Pathologie chirurgicale.........................	GUYON. DUPLAY.
Anatomie pathologique...........................	CORNIL.
Histologie......................................	ROBIN.
Opérations et appareils.........................	LE FORT.
Pharmacologie...................................	REGNAULD.
Thérapeutique et matière médicale...............	HAYEM.
Hygiène...	BOUCHARDAT.
Médecine légale.................................	BROUARDEL.
Accouchements, maladies des femmes en couche et des enfants nouveau-nés......................	PAJOT.
Histoire de la médecine et de la chirurgie......	LABOULBÈNE
Pathologie comparée et expérimentale............	VULPIAN.
Clinique médicale...............................	SÉE (G.) LASÈGUE. HARDY. POTAIN.
Maladies des enfants............................	PARROT.
Clinique de pathologie mentale et des maladies de l'encéphale...............................	BALL.
Clinique des maladies syphilitiques.............	FOURNIER.
Clinique des maladies nerveuses.................	CHARCOT.
Clinique chirurgicale...........................	RICHET. GOSSELIN. VERNEUIL. TRELAT.
Clinique ophthalmologique.......................	PANAS.
Clinique d'accouchements........................	DEPAUL.

Doyens honoraires : MM. WURTZ et VULPIAN.

Professeurs honoraires :

MM. le baron J. CLOQUET et DUMAS.

Agrégés en exercice.

MM.	MM.	MM.	MM.
BERGER.	GAY	LEGROUX	REMY.
BOUILLY.	GRANCHER.	MARCHAND.	RENDU.
BOURGOIN	HALLOPEAU.	MONOD.	RICHET.
BUDIN.	HENNINGER.	C.LIVIER.	RICHELOT.
CADIAT.	HANRIOT.	PEYROT.	STRAUS.
DEBOVE.	HUMBERT.	PINARD.	TERRILLON.
DIEULAFOY.	LANDOUZY,	POZZI.	TROISIER.
FARABEUF, chef des travaux anatomiques.	JOFFROY, DE LANESSAN.	RAYMOND RECLUS.	

Secrétaire de la Faculté : CH. PUPIN.

Par délibération en date du 9 décembre 1789, l'École a arrêté que les opinions émises dans les dissertations qui lui seront présentées, doivent être considérées comme propres à leurs auteurs, et qu'elle n'entend leur donner aucune approbation ni improbation.

MEIS ET AMICIS

DE LA PILOCARPINE

SON ACTION, SON EMPLOI

DANS LA THÉRAPEUTIQNE OCULAIRE

INTRODUCTION

Depuis quelques années, une réaction semble se faire en faveur du jaborandi et de la pilocarpine qui, après avoir joui d'une vogue immense dès leur apparition avaient été presque complètement abandonnés. Les ophthalmologistes peuvent revendiquer une large part dans ce mouvement; car, dans un moment où le jaborandi n'était presque jamais prescrit dans le thérapeutique des hôpitaux, les travaux de MM. Mytaxas, Gillet de Grandmont, Dianoux, venaient attirer de nouveau l'attention sur la pilocarpine.

Nous n'aurions pas entrepris une étude sur ce

sujet après de tels maîtres, si malgré tout il ne
restait encore un certain vague dans les indications
de la pilocarpine en thérapeutique oculaire. Nous
n'avons point l'orgueilleuse prétention de fixer définitivement le rôle de ce médicament ; nous venons
seulement ajouter un certain nombre d'observations
à celles déjà connues, et par leur comparaison
essayer d'en tirer quelques indications : « ainsi je
ne pleuvis aucune certitude, si ce n'est de faire
cognoître jusqu'à quel poinct monte, pour cette
heure, la cognoissance que j'en aye (1). »

La plupart des observations qui sont rapportées
dans ce travail ont été recueillies à la clinique oph-
thalmologique de mon excellent maître et ami M. le
Dr Dehenne : qu'il me soit donc permis de lui offrir
mes remerciments pour la bienveillance toute particulière qu'il a montrée à mon égard, et pour les con-
seils dont il a bien voulu m'aider.

Dans un premier chapitre, nous étudierons l'his-
torique du médicament.

Dans le second, son action physiologique.

Enfin le troisième contiendra nos observations
avec les déductions que nous avons cru pouvoir en
tirer.

____

(1) Montaigne. Essais, L. 2, Ch. X.

CHAPITRE I.

HISTORIQUE.

Employé depuis fort longtemps, d'une manière empirique, contre les morsures de serpents, par les indigènes du Brésil, le jaborandi n'est entré dans la thérapeutique que depuis quelques années. Les médecins brésiliens qui en connaissaient les propriétés sialagogues et sudorifiques l'ont cependant peu employé. C'est au docteur Coutinho (de Pernambuco) que nous devons la connaissance de ce précieux médicament. Ce praticien importa le jaborandi en France vers la fin de 1873. Il n'avait d'abord mis à la disposition des médecins que les feuilles du jaborandi; un peu plus tard on put en France et en Angleterre étudier les autres parties: tige, racine, fleurs et fruits. M. le professeur Baillon avait déjà reconnu, en se basant sur les caractères de la feuille, que le jaborandi est le *Pilocarpus pinnatus* de la famille des Rutacées.

M. le professeur Gubler fit de nombreux essais relatifs à l'action physiologique et thérapeutique de l'infusion des feuilles que lui avait remises le docteur Coutinho. Les résultats de ces expériences, entreprises dans son service, à l'hôpital Beaujon, furent publiés par l'éminent professeur dans son *Journal de thérapeutique*, en mars 1874. Peu de temps après M. Rabuteau communiquait à la Société de biologie les effets qu'il avait observés en expérimentant sur lui-même.

Depuis lors de nombreuses recherches ont été entreprises pour mieux préciser l'action physiologique du jaborandi. Parmi les auteurs qui se sont le plus occupés de cette question, il convient de citer MM. Gubler, Vulpian, Alb. Robin, Carville, Galippe, Bochefontaine, Bougarel, Féréol, etc., en France ; Sydney-Ringer et Gould, Martindale, Tiveedy, etc., en Angleterre.

En 1875, M. Byasson d'un côté, M. E. Hardy de l'autre, découvrent simultanément le principe actif contenu dans les feuilles et dans les écorces du jaborandi. M. E. Hardy, qui parvient le premier à l'isoler et à l'obtenir à l'état de sels cristallisables, lui donne le nom de pilocarpine. Les procédés d'extraction ont été perfectionnés depuis par divers chimistes : A. W. Gerrard en Angleterre, M. Petit, M. Duquesnel en France, puis par M. Merck en Allemagne.

Ce nouvel alcaloïde fut étudié d'abord au point de vue de son action physiologique par MM. E. Hardy et Bochefontaine qui lui reconnurent une action presque identique à celle du jaborandi. Depuis lors un grand nombre de travaux ont été publiés sur la pilocarpine ; parmi les plus importants nous citerons ceux de MM. E. Hardy, Ortille, Leyden, Sydney-Ringer et Bury, Gillet de Grandmont, Konigshöffer,

etc. Mais l'étude la plus complète est due à M. le
professeur Vulpian (1) qui a consacré à ce sujet
plusieurs leçons de son cours de pathologie expéri-
mentale.

Si l'action physiologique du jaborandi est actuellement, et depuis quelques années, déjà parfaitement
connue, il n'en est malheureusement pas de même
de son action thérapeutique; et l'on discute encore
sur son efficacité et sur ses indications malgré les
nombreuses expériences faites à ce sujet, tant en
France qu'à l'étranger.

Dès son apparition, les propriétés sialalogues et
sudorifiques du jaborandi le firent rechercher pour
combattre les épanchements, les hydropisies, toutes
les maladies en un mot où on doit chercher l'augmentation des sécrétions naturelles et user des diurétiques et des drastiques; c'est ainsi qu'il a été
employé avec succès dans le traitement de la pleurésie, la laryngite, la bronchite aiguë, la fièvre ca-
tarrhale, les exacerbations aiguës de la bronchite et
de la laryngite chroniques.

Au début de ses expériences, M. le professeur
Gubler avait obtenu des résultats encourageants
dans quelques cas d'asthme; mais les recherches
ultérieures n'ont pas confirmé l'action bienfaisante
du jaborandi dans cette affection.

Contre le rhumatisme articulaire aigu il s'est
montré impuissant; cependant M. Gubler, et M.

____

(1) École de médecine, 1878. — Vulpian. Leçons sur l'action physiologique des substances toxiques. Paris, O. Doin, 1881.

A Robin l'ont conseillé dans les formes subaiguës du rhumatisme, le rhumatisme goutteux, le rhumatisme musculaire, et dans certains cas de névralgie sciatique.

Dans la maladie de Bright, le jaborandi a donné d'excellents résultats entre les mains de M. le professeur Gubler, depuis d'autres praticiens, et parmi eux, MM. Wagner, Rendu, Leyden, Keating, sont venus confirmer son efficacité dans le traitement de cette maladie, non pas qu'il guérisse la lésion rénale, mais il peut amener la disparition momentanée de complications incommodes ou dangereuses. Le jaborandi a surtout été utile dans le néphrite aiguë, et plus spécialement dans la néphrite scarlatineuse, en procurant au rein un repos relatif.

Quelques médecins ont aussi tenté d'employer le jaborandi contre les hydropisies d'origine cardiaque; mais il a si souvent amené des accidents graves, que la plupart des expérimentateurs ont renoncé à son usage dans ce cas. Seul Leyden prétend qu'on a calomnié le jaborandi et qu'il n'a pas sur le cœur l'action paralysante qu'on lui a attribuée.

On a publié, depuis 1879 de nombreux cas de guérison d'urémie, d'éclampsie des femmes en couches, ou de celle du mal de Bright sous l'influence de la pilocarpine; cependant l'accord n'est pas encore fait sur son indication dans ces cas, et d'après White, d'accord en cela avec M. Budin, la pilocarpine ne serait pas sans danger dans l'éclampsie, les malades se trouvant parfois dans l'im-

possibilité de rejeter au dehors la salive sécrétée en
grande abondance. V L'éruption, M. le professeur
par M. Henry Huchard, dans une communication faite
au congrès médical international de Londres en
1881 rapporte plusieurs cas de guérison de polyurie
azotée ou simple et de polyurie glycosurique avec
perte légère de sucre par l'emploi de la pilocarpine.
Contre la diphthérie la pilocarpine a été employée
d'abord par Weber en 1876, puis par Lehwers, de
Saint-Pétersbourg, en 1879 ; mais ces essais res-
tèrent isolés et passèrent inaperçus. Gultmann, de
Cronstadt, publie en 1880 une longue série de gué-
risons survenues parfois dans des cas extrêmement
graves. Son exemple fut suivi en Allemagne et en
France ; mais tandis que de l'autre côté du Rhin on
obtenait des cures véritablement merveilleuses, en
France les essais réussissaient peu. Aussi, malgré
quelques succès, M. Archambault se basant sur
d'assez nombreuses observations, juge le traitement
par la pilocarpine non seulement impuissant, mais
nuisible. Il en serait autrement lorsque, après la trachéotomie, l'empoisonnement diphthéritique étant peu
marqué, les fausses membranes abondantes dans la
trachée rendent l'asphyxie imminente. Une observation du Dr Le Moyne est particulièrement instruc-
tive à ce sujet. La différence entre les résultats obtenus en Allemagne et ceux obtenus en France ne
tiendrait-elle pas à une signification différente donnée
au mot diphthérie ?
Dans les fièvres éruptives, le jaborandi a été sou-

vent administré au début de la maladie pour faciliter l'éruption. M. le professeur Verneuil a obtenu une amélioration notable à la suite d'un traitement par le jaborandi dans deux cas d'érysipèle traumatique.

D'après les observations publiées par le Dr Czer-niski (*Recueil de médecine et de chirurgie militaires*, 1876) et Testa (*Il Morgagni*, 1878), le jaborandi serait efficace dans le traitement des oreillons; administré à temps, il arrêterait le développement ultérieur de la maladie, préviendrait les métastases et l'atrophie testiculaire.

Prokop Rokitansky, dans un cas de fièvre intermit-tente tierce à accès réguliers, a diminué la durée des accès en donnant la pilocarpine pendant le stade de frisson, et il est parvenu à les supprimer complète-ment en administrant des injections sous-cutanées de pilocarpine une heure avant le début de l'accès; bien plus, la rate qui était volumineuse diminua pro-gressivement de volume.

M. le Dr Giralt, de la Havane, a même essayé le jaborandi contre la fièvre jaune au début et a obtenu ainsi un succès.

La pilocarpine en injections sous-cutanées a été employée en Allemagne contre les empoisonnements mercuriels. M. Gubler a recommandé le jaborandi dans le traitement de la colique saturnine; et depuis, Bardenhewer a constaté que dans cette affection il diminuait la tension du pouls, et en même temps la douleur; mais la douleur reparaît lorsque l'action de la pilocarpine cesse. Ce fait a été confirmé par

— 13 —

Spillmann qui a pu le vérifier dans le service de
M. le professeur Parisot.

Dans le traitement des maladies de la peau on
avait pensé que le jaborandi pourrait exercer une
heureuse influence. M. Gubler, à l'hôpital Beaujon,
M. Langlet, à l'hôpital Saint-Louis, n'ont eu que des
insuccès ; seul M. le D' Chéron, au Val-de-Grâce, aurait vu, dans trois cas de psoriasis rebelle, ce médi-
ment déterminer une réelle amélioration.

Les injections sous-cutanées de pilocarpine ont
amené la guérison dans deux cas de sueurs unila-
térales (André) et trois cas de sueur fétide des pieds
(Armaingaud).

M. Ortille, de Lille, a vu deux cas de hoquet rebelle à tout traitement, disparaître sous l'influence
de la pilocarpine.

En 1878, Massmann, de Saint-Pétersbourg, dé-
couvre par hasard l'action de la pilocarpine sur l'utérus ; deux fois, faisant des injections sous-cutanées
pour œdème des extrémités chez des femmes en-
ceintes, il observe la rupture de la poche des eaux,
et les sujets accouchent non à terme et régulièrement.
Massmann en conclut que la pilocarpine peut être
utilisée pour provoquer l'accouchement prématuré.
Schanta, Kleinwachter, mettent en pratique les idées
de Massmann et réussissent à provoquer l'accouchement chez plusieurs femmes atteintes de rétrécissement du bassin ; mais les observations suivantes sont
loin de confirmer ces résultats. Felsenreich, Welpo-
ner, Sänger, après de nombreuses observations, con-

cluent que la pilocarpine peut activer les contractions
utérines pendant le travail, mais non les provoquer.

Le docteur Schmitz, oculiste de Cologne, a décou-
vert à la pilocarpine une propriété dont l'annonce
est capable de réjouir tous les chauves, celle de faire
repousser les cheveux! et il cite à l'appui deux observations. Nous ne pensons pas qu'on ait jamais employé la pilocarpine dans le but exclusif de guérir
l'alopécie; mais nous verrons dans le chapitre suivant que d'autres observations sont venues confirmer
celles du Dr Schmitz.

M. le Dr Paul Neiss, médecin de première classe de
la marine, chargé du service sanitaire du péniten-
tier de Poulo-Condore, en 1881-1882, a employé le
jaborandi dans le traitement du béribéri pour combattre l'œdème, l'un des symptômes les plus fréquents
et les plus graves de cette affection, et a observé
que, tandis que tous les médicaments diurétiques ou
hydragogues se montraient impuissants, souvent le
jaborandi a réussi.

Enfin, tout récemment (juin 1882), M. le Dr Denis
Dumont, de Caen, a fait à l'Académie de médecine
une communication relative à un cas de rage décla-
rée suivie de guérison après trois injections sous-
cutanées de pilocarpine. Il est vrai que, dans ce cas,
M. le Dr Dumont a administré en même temps à son
malade l'hydrate de chloral et le bromure de potassium. Au cours de la discussion qui a suivi, M. le
Dr Dujardin-Beaumetz a cité plusieurs cas de rage
traités aussi par la pilocarpine, mais sans succès.

Dès 1875, M. Abadie employa la pilocarpine dans
le traitement des affections de l'œil ; bientôt paru-
rent les travaux de MM. Metaxas (1877), Béranger
(1878), Galezowski (1877-1879), Gillet de Grandmont
(1878), Coursserant (1879), Dianoux (1880), qui vin-
rent confirmer les heureux résultats obtenus par
M. Abadie ; de telle sorte que, actuellement, la pilocarpine est entrée définitivement dans la thérapeutique oculaire et y occupe un rang presque aussi
important que l'atropine ou que l'ésérine. Nous au-
rons occasion dans le cours de ce travail d'énumérer
les affections oculaires dans le traitement desquelles
on a eu recours à la pilocarpine et de rechercher si
toutes les applications qu'on a faites de cet alcaloïde
étaient bien légitimes.

CHAPITRE II.

ACTION PHYSIOLOGIQUE.

Que l'on administre l'infusion de feuilles de jaborandi ou une solution de pilocarpine, que le médicament soit absorbé par la voie stomacale ou la
voie hypodermique, les effets sont identiques. Le
mode d'administration a cependant une influence sur
la rapidité d'apparition des symptômes ; pour la pi-

locarpine, comme tous les alcaloïdes, la voie hypodermique est la plus sûre et celle qui amène le plus
rapidement les effets cherchés.

« Le malade étant couché, sa température est
douce, sa peau est sèche, son pouls calme, sa figure
reposée, on pratique à son avant-bras une injection
de nitrate de pilocarpine correspondant à 2 centigrammes environ de sel, le malade n'éprouve ni brû-
lure, ni cuisson (car ce sel n'est pas irritant), il n'a
aucune sensation particulière ; mais au bout d'une
minute environ, la face se colore assez vivement et
le patient accuse une chaleur qui lui monte à la
figure ; à peine deux minutes se sont-elles écoulées
que le malade éprouve, sans se rendre compte de ce
besoin, sans qu'aucun goût particulier lui arrive
dans la bouche, le désir de cracher ; ce besoin va se
renouveler impérieux-toutes les deux secondes.

« En même temps la sueur commence à perler sur
le front pour de là s'étendre à tout le corps ; le cœur
bat avec violence et le pouls est devenu précipité, la
radiale soulevée vivement retombe brusquement.

« En même temps qu'apparaissent les phénomènes
de chaleur, d'expuition, d'accélération du pouls, la
température du corps s'élève pour s'abaisser peu à
peu à mesure que la sueur s'écoule plus abondante.

« Cet ensemble de phénomènes dure environ une
heure ; mais avec une intensité qui va peu à peu en
diminuant ; bientôt le malade accuse un sentiment
de refroidissement ou même un petit frisson, c'est le
signal de la cessation de la transpiration, l'expuition

dûre encore quelque temps, mais en devenant de
plus en plus rare.

« En tout une heure et demie s'est écoulée, le patient se lève sans garder de cette médication autre
chose qu'un besoin assez impérieux de prendre de la
nourriture.

« Au moment où tout est terminé on constate que
la température s'est abaissée de plusieurs dixièmes
de degré, et que le pouls a repris ses caractères primitifs, mais que le nombre des battements a diminué. »

Tel est, d'après M. Gillet de Grandmont, l'ensemble
des phénomènes observés après les injections de pilocarpine. Nous allons maintenant examiner plus en
détail l'action exercée sur les divers organes et ap-
pareils de l'organisme.

Modifications de la température. — Si on prend la
température du sujet en expérience avant et après l'injection de pilocarpine, on trouve que, au bout d'une
heure, l'abaissement de température est d'environ
8 dixièmes de degré centigrade dans les yeux, tandis
que dans la bouche elle est seulement de 6 à 7 dixièmes ; ce qui tiendrait, dit M. Gillet de Grandmont,
à ce que la bouche fait d'incessants efforts pour rejeter la salive. Cet abaissement de température ne
peut s'expliquer que par la déperdition de chaleur due
à la sudation, et ce qui le prouve, c'est que, sur certains sujets chez lesquels par exception la transpira-

Deniau,   3

tion fait défaut, ou chez de chien qui ne sue pas, le refroidissement est à peine sensible et ne se produit que longtemps après que les effets de l'absorption ont disparu; il est dû alors à une sorte d'épuisement causé par la déperdition de salive et d'urine. Est-ce à cause de cette action sur la calorification que la pilocarpine a été employée par Rokitausky dans le traitement de la fièvre intermittente? nous ne saurions le dire. Quoi qu'il en soit, cette action antipyrétique ne nous paraît ni suffisamment énergique, ni suffisamment constante (puisqu'elle est subordonnée à la diaphorèse qui peut manquer) pour faire de la pilocarpine un succédané du sulfate de quinine.

Modifications de la circulation. — Une minute ou une minute et demie après l'injection, le pouls s'élève peu à peu et devient plus fréquent, la radiale soulevée violemment s'affaise brusquement pour se relever avec la même puissance sous l'ondée sanguine. Au bout de deux à cinq minutes le pouls a atteint son maximum de fréquence; on compte en général un tiers en plus des pulsations initiales. Cet état dure environ un quart-d'heure; puis le pouls reprend peu à peu ses caractères primitifs. Il y a donc une paralysie des vaso-moteurs amenant une diminution de la pression artérielle, ce qui explique et la fréquence et l'ampleur avec dépressibilité du pouls. Ainsi, à la dose de deux centigrammes, la pilocarpine ne semble influencer le cœur que par l'intermédiaire des capillaires dont elle paralyserait les vaso-moteurs, au moins chez l'homme en bonne santé, mais peut-être non en effet. (L'exemple de...)

A doses toxiques l'action est tout autre. Il résulte des expériences de M. A. Robin, de M. Bochefontaine, de M. le professeur Vulpian, que la pilocarpine et surtout le jaborandi, ont une influence paralysante sur le cœur. Le pouls se ralentit considérablement, s'accélère ensuite progressivement, mais s'affaiblit en même temps, jusqu'à devenir filiforme, et difficilement perceptible.

De cette action sur le cœur découle une contre-indication des plus formelles à l'emploi du jaborandi dans les hydropisies d'origine cardiaque; car, si la pilocarpine à doses thérapeutiques ne peut être dangereuse chez un malade ordinaire, et n'influence pas un cœur sain, il n'en est plus de même si le cœur déjà faible ou dégénéré constitue la *pars minimæ resistantiæ* de l'organisme: on comprend que, dans ce cas, voulant lutter contre l'hydropisie en déterminant des évacuations abondantes, on ne fera qu'augmenter le mal en aggravant l'asystolie.

La pilocarpine se trouve aussi contre-indiquée dans les maladies adynamiques; et spécialement dans l'empoisonnement diphthérique qui s'accompagne si souvent de symptômes indiquant l'asthénie cardiaque. Il résulte d'ailleurs des observations de Neumeister, de M. Archambault, du Dr Jacobi, de Zuber, etc., que souvent l'emploi de la pilocar-

Pour la même raison, malgré les quelque s succès qu'il a obtenus dans le traitement de la fièvre jaune, l'exemple du D' Giralt ne nous paraît pas devoir être suivi : l'adynamie est trop prononcée, la circulation trop profondément troublée, la fibre cardiaque trop altérée pour que l'administration de la pilocarpine ne soit pas dangereuse.

Dès sécrétions. — Nous arrivons ici à l'action la plus saillante et la plus remarquable de la pilocarpine, à celle qui a valu à ce médicament la vogue dont il a joui, et qui a servi de guide dans la plupart des applications thérapeutiques qu'on en a faites. Il n'est pour ainsi dire ancune glande de l'organisme qui échappe à l'action excito-sécrétoire du jaborandi : glandes sudoripares, salivaires, lacrymales, foie, pancréas, glandes intestinales, pharyngées, bronchiques, mammaires même, toutes sont ou peuvent être influencées.

1° *De la sueur.* — C'est au front que la sueur apparaît d'abord pour s'étendre ensuite à tout le corps ; elle est parfois tellement abondante qu'elle oblige le patient à changer plusieurs fois de chemise ; on a calculé que sa quantité s'élève en moyenne de 300 à 500 grammes. La durée de la sudation est très variable ; d'après les chiffres réunis par M. A. Robin, elle serait en moyenne de deux heures et demie. Au moment où la diaphorèse va se produire, il y a une congestion plus ou moins vive de la peau; une sensation comme de plénitude, parfois des bruissements d'oreilles. On a noté aussi parfois une sensation marquée de froid, et même des frissons avec claquement de dents lorsque la transpiration a atteint son maximum d'intensité. (Sydney-Ringer et Gould, Weber, Gillet de Grandmont.)

Si on recueille la sueur sécrétée sous l'influence de la pilocarpine, on constate qu'elle est légèrement opalescente et acide; ce qui tient non seulement aux débris épidermiques qu'elle contient, mais aussi aux produits sébacés qui sont sécrétés eux aussi en plus grande abondance. M. A. Robin y a constaté une notable augmentation de l'urée et des chlorures. C'est là un fait important dont la découverte a amené les médecins à employer la pilocarpine dans les cas d'urémie brightique, dans l'éclampsie puerpérale, et nous avons vu plus haut que cette application avait été fréquemment suivie de résultats heureux.

2° *De la salive.* — La salivation est en général plus hâtive que la diaphorèse; elle est aussi plus constante, et de faibles doses de pilocarpine peuvent amener une salivation bien nette sans déterminer une exagération sudorale. Deux minutes ou deux minutes et demie après l'injection, la salive afflue dans la bouche, l'expuition commence et dure environ deux heures. Pendant tout le temps que dure la salivation, il y a souvent une sensation de chaleur dans la bouche; les glandes sous-maxillaires paraissent le siège d'un certain degré de tension ; parfois même on a observé (Gublet, Lorain) un gonflement des glandes salivaires et en particulier de la parotide simulant les oreillons. La quantité de salive recueillie pendant toute la durée de l'action du médicament est en moyenne de 500 grammes (A. Robin).

Toutes les glandes salivaires participent à la sécrétion ; on a pu le prouver directement ; d'ailleurs on pouvait le prévoir, car la salive sécrétée sous l'influence de la pilocarpine a tous les caractères de la salive mixte, et ne diffère de la salive normale que par une augmentation presque inappréciable des sels et de l'urée ; et encore, pour cette dernière substance, Bougarel a constaté une légère diminution. De même qu'elle a la composition de la salive normale, de même elle en a les propriétés, et possède absolument la même puissance saccharifiante. Le réactif de Winckler y décèle, comme dans la sueur, la présence de la pilocarpine.

Lorsque la salivation manque, ou lorsque la salive est déglutée, comme cela arrive parfois chez les enfants, on peut observer des nausées, des vomissements avec tendance à la syncope, tous symptômes qui sont probablement dus à l'action de la pilocarpine sur l'estomac. Ils sont d'ailleurs plus rares lorsqu'on emploie la pilocarpine que lorsqu'on se sert d'une infusion de feuilles de jaborandi.

Des urines. — Dans la grande majorité des cas, la sécrétion urinaire ne paraît pas être influencée

par la pilocarpine, et l'urine est plutôt diminuée
qu'augmentée. Une des caractères de l'urine normale.

« Dans quelques cas, mais très rarement, dit
M. le professeur Vulpian, on a signalé un certain
degré de diurèse. » M. Gillet de Grandmont l'a observé chez un petit nombre de malades, et toujours
chez des personnes qui n'avaient eu qu'une transpiration peu abondante ou presque nulle. Peut-être
cependant, la quantité d'urine n'ayant pas été me-
surée, s'agissait-il, dans ces cas, plutôt de polla-
kiurie que de diurèse véritable? L'urine semble en
raison inverse de la sécrétion sudorale : ainsi, chez
le chien, qui ne transpire pas, la diurèse est un fait
constant, tandis que chez le cheval qui transpire
abondamment l'urine est toujours rare. M. le Dr Neiss
employant le jaborandi contre le béribéri, maladie
dans laquelle il est très difficile d'obtenir la sudation,
a observé que souvent l'administration du médicament était suivie de diurèse. (communication orale).

Lorsqu'on se sert de l'infusion de jaborandi, on
observe souvent dès le début des effets sudoraux et
salivaires, un besoin impérieux de miction; mais
sans qu'il y ait augmentation dans la quantité
d'urine. Cet effet se produit plus rarement avec les
injections de pilocarpine. Enfin M. A. Robin a vu
chez un petit nombre de malades la miction devenir
douloureuse, en même temps qu'il se produisait de
l'uréthrorrhée; ces phénomènes disparaissaient au
bout d'un ou deux jours.

A l'analyse chimique l'urine sécrétée pendant que

le sujet est soumis à l'action de la pilocarpine présente les caractères de l'urine normale, il y aurait seulement, d'après MM. Ball et Hardy, diminution légère de la quantité d'urée.

Ainsi, toujours l'administration du jaborandi est suivie d'une spoliation abondante des liquides de l'organisme, et nous voyons, comme à l'état normal, les deux sécrétions sudorale et urinaire complémentaires l'une de l'autre. Que la diaphorèse soit abondante, l'urine devient rare, et inversement que la transpiration manque, la salivation sera augmentée, et en même temps qu'elle la sécrétion urinaire. Toutefois hâtons-nous d'ajouter que l'urine n'est chargée de l'élimination de la pilocarpine que tout à fait exceptionnellement, et que la diurèse est toujours peu abondante.

Cette certitude de priver rapidement l'organisme d'une quantité d'eau relativement élevée fait du jaborandi un agent précieux; c'est elle qui a conduit à son emploi dans une foule de maladies : hydropisies, maladies inflammatoires, telles que pleurésie, bronchite, etc., rhumatisme, affections oculaires caractérisées par des exsudats. Dans tous les cas où les drastiques sont indiqués, la pilocarpine trouve son application, avec cet avantage qu'elle fatigue moins le malade et n'irrite pas l'intestin. Elle remplace aussi avantageusement les diurétiques (si on en excepte le lait qui est plutôt un aliment qu'un médicament); car parmi ceux-ci, les uns irritent le rein, comme les sels de potasse, d'autres, agissant

sur la circulation, comme la digitale, ne peuvent
être continués longtemps, sous peine de voir se produire un effet inverse de celui qu'on recherchait.

Du larmoiement. — Les glandes lacrymales sont
manifestement influencées par la pilocarpine, l'œil
devient larmoyant ; mais, les larmes ne s'écoulent
pas sur les joues comme cela a lieu chez certains
animaux, le cheval en particulier.

Du mucus nasal et bronchique. — La secrétion
nasale paraît augmentée ; mais son abondance doit
être en grande partie attribuée à l'écoulement des
larmes par les conduits lacrymaux.

La muqueuse trachéo-bronchique participe, elle
aussi, à l'hypercrinie générale provoquée par la
pilocarpine ; sous l'influence du médicament les
malades toussent de temps en temps et expectorent
des crachats fluides. Les expériences de Rosbach et
Archenbrandt ont montré que l'action de la pilocarpine se fait sentir jusque dans les ramifications
bronchiques d'une manière extraordinairement énergique.

Ces données physiologiques ont reçu plus d'une
application : c'est ainsi qu'on a essayé la pilocarpine
dans les diverses bronchites, la pneumonie et la bron-
cho-pneumonie, le croup. Dans cette dernière maladie, les résultats n'ont pas satisfait toutes les espé-
rances qu'avaient fait naître les observations de
Guttmann, et cela se conçoit ; car il y a deux cho-

Deniau.   4

à considérer : l'empoisonnement diphthérique et
la fausse membrane ; or, si la pilocarpine peut, par
l'hypercrinie qu'elle provoque du côté des bronches
et de la trachée, favoriser l'élimination de cette dernière, elle est impuissante contre le premier. Son
emploi devra donc dans le croup être réservé pour
les cas où, le malade se trouvant assez fort pour
supporter l'action du médicament, soit avant, soit
surtout après la trachéotomie, le péril vient de la
fausse membrane et non de l'empoisonnement diphthérique. (Peyraudeau, thèse de Paris 1881.)

Des sécrétions du tube digestif. — Pour M. Gillet
de Grandmont l'hypersécrétion du mucus de tout le
canal digestif serait indiscutable, et il se base, pour
soutenir cette affirmation, sur ce que chez l'homme
les injections de pilocarpine amènent parfois des
vomissements avec rejet de matières glaireuses
filantes, analogues à la salive, que chez le chien, qui
ne transpire pas, on observe des vomissements
abondants et très souvent des selles diarrhéiques
liquides, chez le cheval, qui cependant transpire
beaucoup, on observe aussi de la diarrhée. Mais
M. le professeur Vulpian qui a recherché cette hypercrinie sur des chiens, en mettant à nu la muqueuse
stomacale et intestinale, ne l'a jamais constatée
d'une manière évidente et conclut que la pilocarpine
n'exerce d'action bien nette ni sur la sécrétion du
mucus stomacal, ni sur la sécrétion des sucs gastrique
et intestinal. Malgré l'opinion du savant professeur,

l'argument de M. Gillet de Grandmont nous paraît décisif; car il nous semble difficile que des vomissements glaireux, une diarrhée abondante se produisent sans qu'il y ait hypersécrétion des glandes de l'estomac et de l'intestin.

De la bile. — M. le professeur Vulpian, expérimentant sur des chiens, a démontré que la sécrétion de la bile était manifestement augmentée. « Il est certain, dit-il, que le jaborandi et la pilocarpine sont les cholagogues les plus énergiques que l'on connaisse et il y aurait peut-être lieu de tenter, dans certains cas de colique hépatique, si l'on ne pourrait pas favoriser l'expulsion dans l'intestin du calcul engagé dans le canal hépatique ou le conduit cholédoque, en pratiquant au malade une injection sous-cutanée de chlorhydrate ou de nitrate de pilocarpine. » Nous ne pensons pas que l'on ait, jusqu'à ce jour, utilisé l'action cholagogue du jaborandi.

Du suc pancréatique. — Il résulte des expériences faites sur des chiens par MM. A. Robin et le professeur Vulpian que, peu de temps après le début de la salivation, le suc pancréatique est sécrété en abondance, que ce suc est identique au produit normal de la glande, qu'il émulsionne parfaitement les corps gras, dissout l'albumine cuite et la transforme en albuminose. Ne serait-ce point à cette action sur le pancréas et peut-être aussi, bien qu'elle n'ait pas

été absolument prouvée, à celle exercée sur les
glandes à pepsine qu'il faudrait attribuer le besoin
impérieux de nourriture accusé par les malades de
M. Gillet de Grandmont après la cessation des phénomènes hypercriniques déterminés par la pilocarpine? Et, comme ce médicament semble exciter
toutes les glandes annexes, ne pourrait-on pas l'uti-
liser dans certaines formes de dyspepsie ?

De la sécrétion lactée. — Dans les conditions ordinaires, la pilocarpine ne semble pas avoir d'action
excito-sécrétoire sur les glandes mammaires ; mais
lorsque ces glandes sont déjà en activité, chez les
nourrices, MM. Sydney-Ringer et Gould, A. Robin
ont observé une augmentation provisoire très nette
de la sécrétion du lait.

Du système pileux. — Les cheveux, les poils peuvent être considérés comme de véritables produits
de sécrétion, et à ce titre, la pilocarpine peut avoir
une influence sur leur développement. Depuis les
cas du D. Schmitz, de Cologne, d'autres observations
ont été publiées en Amérique, en Belgique, en Allemagne et en Italie, d'où il résulte que, dans certaines conditions, la pilocarpine peut être efficace
dans la cure de l'alopécie. Elle peut même influencer la coloration des poils, comme dans le cas de
Preutiss (Gaz. méd. de Paris, 1881), où une dame
blonde à laquelle on pratiquait des injections de
pilocarpine a vu sa chevelure devenir de plus en

plus foncée, jusqu'à ce qu'elle fut arrivée à un noir parfait. Nous avons observé un phénomène analogue chez une dame qui fait le sujet d'une de nos observations.

Action sur le sang. — Comme corollaire des nombreuses sécrétions provoquées par la pilocarpine, on observe un changement notable dans la composition du sang, caractérisé par une augmentation relative des globules sanguins. C'est là un fait constant ; M. Gillet de Grandmont, qui a fait un nombre considérable de recherches à ce sujet, ne l'a jamais vu manquer. Nous pouvons en induire que, malgré son action spoliatrice accusée, la pilocarpine n'amène pas d'anémie, et que son usage peut être continué longtemps sans inconvénient ; c'est du reste ce que l'expérience a déjà prouvé.

Action sur la pupille et sur la vision. — Lorsqu'on instille une solution de pilocarpine ou une infusion de jaborandi, on ne tarde pas à voir la pupille se contracter ; le myosis ainsi produit est presque aussi accusé que celui qu'on obtient par l'emploi de l'ésérine ; aussi la pilocarpine a-t-elle été employée par M. Galézowski comme succédané de l'alcaloïde de la fève de Calabar que, jusqu'à ce jour cependant, elle n'a pas remplacé.

Lorsqu'on administre le jaborandi ou la pilocarpine par la voie stomacale ou la voie hypodermique, les effets sur la pupille sont variés : tantôt il y a myosis, tantôt, au contraire il se produit une mydriase, que M. le professeur Vulpian attribue à une action réflexe dont le point de départ serait dans l'intestin ; et ce qui semble donner raison au savant professeur, c'est que la mydriase existe toujours lorsque le médicament provoque des vomissements.

La pilocarpine en injection ou en potion amène parfois des troubles de la vue. MM. A. Robin, Créquy, Pilois ont observé des amblyopies passagères, poussées même quelquefois jusqu'à la perte presque totale de la vision. Martindale a observé sur lui-même un affaiblissement de la puissance d'accommodation des yeux aux diverses distances, fait que Tweedy attribue à une tension plus grande de l'appareil de l'accommodation, tension qui produirait un rapprochement du *punctum proximum* et du *punctum remotum*.

Action sur l'appareil génital. — Chez l'homme la pilocarpine ne semble pas exercer d'action sensible du côté des organes génitaux ; il faut noter toutefois que M. A. Robin a observé parfois de l'uréthrorrhée passagère, et que M. Gillet de Grandmont a vu, chez un malade impuissant depuis plusieurs mois, se produire des érections pénibles à la suite d'une première injection de pilocarpine.

Chez la femme, l'utérus vide ne semble pas influencé ; la pilocarpine, administrée un peu avant ou au commencement de l'époque cataméniale, n'a ni provoqué prématurément, ni augmenté le flux hémorrhagique.

Au contraire, dans l'état de gravité, nous avons vu plus haut que le jaboran li avait quelquefois excité suffisamment la fibre utérine pour amener l'accouchement prématuré et surtout que, au moment de l'accouchement, il était capable de ramener les contractions dans un utérus inerte. Mais cette action, non encore démontrée complètement d'ailleurs, ne paraît ni assez énergique, ni assez constante selon nous, pour faire prendre rang à la pilocarpine à côté de l'ergot de seigle dans la thérapeutique obstétricale.

Antagonisme de la pilocarpine et de l'atropine. — Tandis que l'atropine dilate la pupille, la pilocarpine la contracte énergiquement. Si, sur un animal auquel on a fait préalablement une injection de pilocarpine, on fait une injection de sulfate d'atropine, en quelques secondes la sudation et la salivation s'arrêtent : et inversement on ne peut obtenir ni diaphorèse ni salivation au moyen de la pilocarpine sur un sujet auquel on a injecté quelques moments auparavant du sulfate d'atropine. Cet antagonisme est complet ; l'atropine empêche toutes les manifestations de la pilocarpine, à moins que la dose du premier alcaloïde ne soit très faible, auquel cas la pilocarpine produira des effets atténués, parfois réduits à une sudation limitée au point de la piqûre. Lorsqu'au moyen d'une forte dose de pilocarpine on a paralysé

le cœur d'un animal, on peut, avec quelques gouttes
d'une solution de sulfate d'atropine, ramener les
mouvements de cet organe. C'est là une propriété
qu'il est fort important de connaître ; car, si par
suite d'une erreur dans la dose ou d'une suscepti-
bilité toute particulière du sujet, il survenait quelques accidents d'empoisonnement à la suite d'une
injection de pilocarpine, il suffirait d'injecter une
quantité très minime de sulfate d'atropine pour
mettre fin à tout symptôme fâcheux ; inversement
la pilocarpine à hautes doses pourrait être très
utile dans les cas d'intoxication atropinique.

Mécanisme de l'action du jaborandi. — Maintenant
que nous avons vu, avec quelques détails, les différents
phénomènes produits par la pilocarpine, pouvons-
nous en expliquer le mécanisme, et les réunir dans
une formule simple ? Un des effets les plus mani-
festés du jaborandi, celui qui l'a fait rechercher
en thérapeutique est l'hypercrinie générale qu'il
amène sûrement et rapidement. On ne peut se rendre
compte de cette action par la congestion qu'il produit dans les diverses glandes ; car on sait que l'irri-
gation sanguine ne suffit pas à elle seule pour amener
une hypersécrétion ; il faut qu'un autre élément
entre en jeu : l'activité cellulaire.

  M. le professeur Gubler, cherchant à expliquer
l'action sialagogue, admettait que le principe actif
du jaborandi, éliminé par les glandes salivaires,
excite les cellules propres de ces glandes lors de son

passage à travers les éléments anatomiques. Cette excitation produirait une irritation des extrémités périphériques des nerfs centripètes qui se distribuent au tissu glandulaire, irritation qui, agissant par voie réflexe, déterminerait la dilatation des vaisseaux glandulaires, et par conséquent un plus grand afflux de sang ; l'afflux de sang fournissant des matériaux plus abondants au travail sécrétoire de la glande favoriserait à son tour l'hypersécrétion glandulaire. Les expériences de M. le professeur Vulpian l'ont amené à conclure que l'action excitante du jaborandi ne s'exerce point sur les éléments glandulaires, mais sur la substance inconnue encore qui réunit les nerfs sécréteurs aux cellules glandulaires, de même que le curare agit sur la substance qui unit les fibres nerveuses aux fibres musculaires.

Cette dernière théorie, qui semble prouvée pour les glandes salivaires, peut être étendue et généralisée, selon nous, non seulement à toutes les glandes, mais à l'ensemble du système épithélial. Le jaborandi, avons-nous vu, augmente les sécrétions salivaire, sudorale, sébacée, biliaire, pancréatique, intestinale et muqueuse ; dans plusieurs cas on a observé une croissance plus vigoureuse des cheveux, des poils, et si on n'a pas constaté de desquamation épidermique, cela tient sans doute à ce que des débris d'épiderme sont entraînés par la sueur. Ainsi, synthétisant l'action du jaborandi, nous dirons qu'il possède la propriété *d'exciter tout le système épithélial*, probablement en agissant sur la substance

qui unit les cellules aux dernières ramifications nerveuses. L'absence presque constante d'augmentation
de la sécrétion urinaire vient encore à l'appui de
notre hypothèse, si on admet la théorie si ration-
nelle du professeur Kuss sur le rôle de l'épithélium
glandulaire du rein. En effet, l'épithélium rénal
étant excité, la filtration du plasma sanguin sera plus
abondante dans le glomérule; mais, en même temps,
l'absorption sera aussi plus énergique dans les tubuli
et la quantité d'urine restera normale.

Chaque variété de cellules épithéliales réagira à sa
manière sous l'influence de cette excitation ; les unes
en proliférant, les autres en laissant filtrer une plus
grande quantité de liquide, d'autres enfin en pro-
duisant en plus grande abondance les matières
qu'elles sont chargées d'élaborer, en même temps
que la quantité de liquide qu'elles laissent transsu-
der sera augmentée. Mais, comme toute matière
médicamenteuse, la pilocarpine, tout en agissant sur
l'ensemble d'un système, possède une action élective
sur certains organes, qui sont dans ce cas les
glandes salivaires et sudoripares, le foie, le pancréas.

Si l'action excito-sécrétoire est la plus saillante,
la pilocarpine en possède d'autres : elle abaisse la
pression sanguine et semble paralyser les vaso-moteurs; à doses toxiques, elle est capable de paralyser
le cœur, enfin elle contracte la pupille. Les deux
derniers phénomènes peuvent s'expliquer : l'un par
une excitation des extrémités périphériques des nerfs

modérateurs du cœur, l'autre par une excitation des
extrémités des fibres iriennes du nerf moteur occu-
laire commun (c'est encore à une excitation des fibres
ciliaires du moteur oculaire commun qu'est due la
diminution de la puissance d'accommodation); quand
au premier phénomène, il est d'une interprétation
beaucoup plus difficile ; car on ne peu guère admettre
qu'une substance qui excite à un si haut degré diverses fibres nerveuses puisse en paralyser d'autres.
Peut-être s'agit-il là d'un phénomène réflexe analogue à celui que nous voyons se produire du côté de
la pupille, lorsque la pilocarpine, administrée à l'in-
térieur, provoque des nausées.

L'étude complète de l'action physiologique de la
pilocarpine demanderait des développements que le
cadre que nous nous sommes tracé ne nous permet
pas ; nous terminerons donc ici ce chapitre déjà
long, pour entrer dans la partie clinique de notre
travail.

CHAPITRE III.

De l'ensemble des observations que nous avons
pu recueillir, il est résulté pour nous la conviction
absolue que la pilocarpine a toute son utilité dans
les affections à forme exsudative, et nous faisons

également rentrer dans cette catégorie les affections du corps vitré avec migration pigmentaire; que le pigment provienne de la couche choroïdienne ou de la transformation des globules rouges.

A la clinique de M. Dehenne, la pilocarpine en injections sous-cutanées est, depuis plus de deux ans, employée avec beaucoup de succès dans tous les cas de corps flottants dont l'apparition coïncide avec le développement de la myopie progressive (scléro-choroïdite postérieure à marche envahissante). Sous l'influence de traitement, non seulement les malades voient diminuer rapidement le nombre des corps flottants, mais ils constatent avec satisfaction la disparition de l'obscurcissement de la vue dont ils se plaignent tous si amèrement; obscurcissement qui souvent n'est que le prélude d'un décollement rétinien.

Les cas de myopie progressive ont entre eux une grande analogie. Pendant 20, 30, 40 ans, les myopes dont il s'agit n'ont été que *myopes*; la vision de près a toujours été excellente, suivant une expression souvent employée par eux, ils pouvaient lire une lettre au clair de la lune. Quant à la vision éloignée, elle était rendue parfaite à l'aide de verres concaves appropriés. Puis, tout d'un coup, le *vice de réfraction* dû à la longueur exagérée de l'axe antéro-postérieur de l'œil, la myopie, s'est transformée en une *véritable maladie*. La vision rapprochée est devenue moins nette; sur le papier blanc ont commencé à se détacher des corps noirs, d'abord peu nombreux, puis de plus en plus abondants. Quelques malades même se plaignent alors d'avoir la vue obscurcie par une sorte de voile fixe. Toutes ces transformations évoluent souvent en l'espace de quelques jours. En même temps les yeux deviennent douloureux spontanément et à la pression; tout travail un peu prolongé est rendu impossible. Quant à la vision éloignée, elle est défectueuse; les verres concaves ne corrigent plus qu'imparfaitement le défaut de réfraction.

Lorsque les malades se présentent à la consultation, ils sont fort effrayés et à juste titre. Les corps flottants sont l'objet de leurs constantes préoccupations, le voile léger qui couvre tous les objets les tourmente beaucoup. La plupart en sont arrivés à ne plus pouvoir travailler du tout; aussi leur désolation est grande, étant donné que cette transformation morbide s'accomplit de préférence dans les yeux de gens chez qui l'application est soutenue (hommes de lettres, hommes de bureau, couturières, brodeuses, etc.).

Extérieurement ces yeux ne présentent pas grande modification; quelquefois on constate un peu d'irritation du bord des paupières et des conjonctives avec congestion légère des vaisseaux épiscléraux. A l'éclairage direct avec le miroir, les vaisseaux rétiniens se voient avec la plus grande netteté, et ils se déplacent en sens inverse des mouvements de la tête de l'observateur : l'œil est donc myope. Le dégré de myopie peut même être facilement mesuré, comme l'a parfaitement démontré M. Denenne dans un précédent mémoire (Mesure de la myopie, Recueil d'ophthalmologie, 1878). En rapprochant le miroir ophthalmoscopique de l'œil observé, on distingue nettement les corps noirs qui flottent dans le corps vitré, et qui, si l'œil est immobile, se déplacent dans le même sens que les mouvements de la tête de l'observateur. Dans le premier cas, en effet, les vaisseaux rétiniens sont placés *au delà du foyer principal du système dioptrique de l'œil*, et après réfraction ils viennent former au-devant de l'œil une image réelle *renversée* et plus grande. Dans le deuxième cas, les corps flottants sont placés en deçà du foyer principal, et leur image se forme en arrière, *droite*, virtuelle et plus grande.

Pour se rendre compte des lésions du fond de l'œil, on se sert alors de l'ophthalmoscope complet (miroir et lentille). La papille paraît légèrement injectée, au début surtout; plus tard, au contraire, elle marque plutôt de la tendance à l'atrophie. A la partie interne de la papille, on voit un staphylôme postérieur mal délimité, le plus souvent entouré de plusieurs zones d'atrophie choroïdienne à diverses périodes de développement. Quelquefois les lésions s'arrêtent là; dans d'autres cas, la choroïdite tend à se disséminer et à se généraliser sous forme de vastes plaques d'atrophie à bords pigmentaires bien délimités; quelquefois même l'hyperhémie choroïdienne va jusqu'à l'exsudation et l'hémorrhagie, terminaison grave,

surtout lorsque la macula en est le siège. De là au
décollement de la rétine il n'y a qu'un pas ; le plus
souvent même la rétine, pour se décoller, n'attend
pas que les lésions choroïdiennes aient passé par
toutes ces phases. Cette simple énumération suffit à
démontrer toute la gravité de certaines formes de
myopie, au moment où s'accomplit la transformation d'anomalie de réfraction en maladie (scléro-choroïdite postérieure).

C'est à ce moment surtout que les injections de
pilocarpine rendent de signalés services. Après sept
à huit injections, les corps flottants ont diminué en
en nombre et en étendue. Les malades accusent un
bien-être tout particulier, le voile qui leur couvrait
les yeux se déchire, et la vision rapprochée redevient
possible sans trop de fatigue. Tout enthousiasme ly-
rique serait ici absolument hors de propos : il est
évident que l'on ne guérit pas la myopie ; l'anomalie
de réfraction reste ce qu'elle était, mais on arrête les
accidents inflammatoires, on les fait même rétrocé-
der, on diminue et on fait même disparaître les corps
flottants, on fait fondre les exsudats et surtout on
prévient cette terrible complication de la myopie
progressive, le *décollement de la rétine.*

Guérit-on le décollement de la rétine ? Non. Le
prévient-on ? Oui. Nous connaissons la trop faible
objection si souvent mise en avant lorsqu'il s'agit
de faits cliniques : « Prouvez que le décollement se
serait produit si la pilocarpine n'avait pas été
injectée. » *Expérimentalement,* cette preuve ne peut

être faite ; *cliniquement*, les faits démontrent l'efficacité de la médication préventive. Quelle est la pathogénie la plus commune du décollement de la rétine ? Étant donnée la marche progressive de la myopie, la choroïde s'atrophie, le corps vitré, ne recevant plus en quantité suffisante ses éléments de nutrition, se ramollit ; la rétine n'étant plus soutenue *en arrière* par la choroïde qui a disparu, ni *en avant* par le corps vitré ramolli, a perdu ses moyens de sustentation ; plus rien ne la retient contre la sclérotique. Sous l'influence de la moindre congestion intra-oculaire (travaux exagérés, etc.) ou du traumatisme le plus léger, elle tend tout naturellement à venir flotter dans le corps vitré, surtout si l'on admet qu'elle est moins extensible que la sclérotique et que, par conséquent, elle suit moins facilement le mouvement *d'expansion*, *d'allongement* du globe de l'œil.

Lorsque les malades se présentent à la consultation, ils se trouvent, pour la plupart, dans cette période prémonitoire du décollement rétinien (irritations intra-oculaires, corps flottants, nuage général, obscurcissement de la vision, myopie forte avec staphylômes progressifs, etc.), la rétine n'est point décollée, mais, *en toute sincérité*, elle est bien près de l'être. La pilocarpine est injectée, les symptômes alarmants disparaissent ; on cesse les injections, le malade reprend son travail. Six mois après, nouvelles plaintes, reprise des injections, cessation des phénomènes irritatifs. On suit le malade pendant

deux, trois ans, la rétine ne se décolle pas. A chaque
menace, nouvelle série d'injections, et le calme
revient.

Cette observation n'a peut-être pas la valeur
absolue d'une expérience de laboratoire ; cliniquement elle donne la démonstration de la puissance
d'action de la pilocarpine, d'autant plus que les
malades ont pu être suivis pendant longtemps.

Quant à la guérison du décollement de la rétine,
à la clinique de la rue Monsieur-le-Prince nous
avons été moins heureux que M. Dianoux ; et pour-
tant nous avions bon espoir en la pilocarpine, quoique
théoriquement son action ne s'appliquât guère,
même en invoquant les compensations sécrétoires et
excrétoires. Tous les malades qui ont été soumis à
ce traitement ont été améliorés au début. Chez tous,
le champ visuel s'est agrandi, et l'examen ophthalmoscopique a permis de reconnaître une diminution
dans l'étendue de la partie décollée ; mais chez tous,
il faut le reconnaître, au bout de quelques jours, le
champ visuel se rétrécissait à nouveau et la rétine
reprenait la position qu'elle avait le premier jour de
l'examen. Quel que soit le traitement que l'on
emploie contre le décollement de la rétine (position
simple, drainage, ponction avec le thermo-cautère,
aspiration, etc.), on constate toujours de l'amélioration au début. Les meilleurs résultats obtenus par
M. Debenne sont ceux fournis par la *ponction simple*
suivie d'injections de pilocarpine. Néanmoins, ils
ne sont point encore assez probants, assez décisifs,

Deniau. 6

pour que nous nous permettions même de publier l'observation.

En résumé, le nitrate de pilocarpine en injections sous-cutanées, à la dose de deux centigrammes, et pendant dix à douze jours consécutifs, s'est montré particulièrement actif dans tous les cas de *myopie progressive* avec mouches volantes et menaces de décollement rétinien. Cette dernière complication constituée, le nitrate de pilocarpine a été impuissant, ses effets n'ont été que temporaires ; il a semblé enrayer le mal, et voilà tout.

Quant aux mouches volantes, tenant à d'autres causes, elles ont été aussi favorablement influencées par l'alcaloïde du jaborandi, qu'elles fussent sous la dépendance de choroïdites ou irido-choroïdites rhumatismales, ou qu'elles tinssent à toute autre cause imparfaitement déterminée.

Chez un malade qui a pu être suivi longtemps, la désagrégation du corps flottant et sa disparition ont présenté un intérêt tout particulier.

M. V..., caissier dans une grande administration financière, se présente à la consultation de M. Dehenne au mois d'octobre 1880. Il se plaint d'une très grande fatigue de la vue, et surtout il est horriblement agacé par un corps noir qui danse continuellement devant son œil gauche.

Réfraction : hypermétropie manifeste, + 1,50 dioptries, facilement corrigée par des verres convexes appropriés.

Examen ophthalmoscopique : fond d'œil sain desdeux côtés. A l'image droite, du côté gauche, on constate facilement l'existence d'un corps noir volumineux se promenant en liberté dans le corps vitré, suivant avec facilité tous les mouvements de l'œil et affectant la forme d'une altère, (une tige, terminée à chaque extrémité par une grosse boule).

Injections de pilocarpine, pratiquées deux fois par semaine, le malade disposant difficilement de son temps.

Une dizaine d'injections ayant été pratiquées, le malade accuse une notable amélioration dans son état ; les yeux sont moins fatigués, ils supportent plus facilement la lumière vive, indépendamment de l'action favorable exercée par les verres convexes. A l'ophthalmoscope, le corps flottant s'est fragmenté, une de ses grosses extrémités a disparu, la tige est moins longue, et le malade accuse l'existence d'un autre petit corps flottant que, avec beaucoup d'attention, on finit par distinguer.

Après quelques jours de repos, nouvelle série d'injections, nouvel examen ophthalmoscopique. La forme précédemment décrite n'existe plus ; l'altère s'est transformée en une boule noire dont les dimensions sont loin d'atteindre celles du corps flottant tout entier, vu au début de la maladie. Peu à peu cette boule elle-même finit par se fondre, et aujourd'hui le malade est complètement guéri.

Le traitement ne l'a jamais incommodé un seul instant. L'injection était pratiquée plusieurs heures après le repas, vers cinq heures de l'après-midi ;

aussitôt après, M. V... s'en allait et crachait tout le long du chemin. Il arrivait chez lui vers six heures et demie, et se mettait à table vers sept heures (deux heures après l'injection) comme si de rien n'était. La dose a été constamment de deux centigrammes de nitrate de pilocarpine.

Les mêmes faits se sont passés de la même façon chez Mme B..., employée dans une grande maison de confection. Après deux séries de dix injections, elle a été complètement débarassée de corps flottants qui avaient pour siège l'œil gauche et qui la gênaient énormément. Elle aussi préférait s'en aller immédiatement après l'injection et crachait tout le long du chemin. Ces exemples pourraient être multipliés à l'infini.

Le nitrate de pilocarpine, associé au traitement général, a donné d'excellents résultats dans les affections spécifiques (chorio-rétinites pigmentaires, névrites et nevro-rétinites, iritis et irido-choroïdites), en un mot, pour répéter ce que nous disions au début du chapitre, dans toutes les affections à *forme exsudative*, et seulement dans celles-là ; aussi ne l'avons-nous jamais vue donner aucun résultat dans les *atrophies papillaires*, quelle que fut leur origine (spécifique, ataxique, toxique). Il en est de la pilocarpine comme du traitement spécifique, lorsque ce dernier s'attaque à la spécificité cérébrale : la lésion étant constituée, rien ne peut prévaloir contre elle ; le traitement peut enrayer les progrès de la maladie, mais il ne peut régénérer de la substance nerveuse

détruite par la compression d'une gomme ou d'une
exostose. De même pour la pilocarpine, elle peut
faire disparaître un exsudat, elle peut même enrayer la marche progressive d'une sclérose optique ;
mais, lorsque la rétine a été détruite ou décollée
par l'exsudat, lorsque la papille a perdu ses éléments nerveux, il est de toute évidence que la pilocarpine, pas plus que la strychnine, ne peut et n'a
pu amener la transformation inverse du tissu
fibreux en tissu nerveux.

Dans les atrophies incomplètes, la pilocarpine est
bien inférieure comme action à la strychnine et aux
courants continus qui, d'après ce que nous avons
pu observer, ralentissent la marche progressive de
la maladie et retardent la terminaison fatale.

En dehors des chorio-rétinites spécifiques, il est
toute une classe de rétinites exsudatives avec hémorrhagies disséminées qui ne sont sous la dépendance ni d'une affection du cœur, ni d'une maladie
de Bright, ni de la glycosurie. Le malade sent sa
vue baisser peu à peu ; l'affection débute géné-
ralement par un seul œil et ne s'étend que plus
tard à l'autre. Il accuse nettement des scotomes
dsséminés, fixes, et dont le nombre et les contours
peuvent être appréciés par l'examen du champ
visuel. Il lui est impossible de suivre une ligne
d'écriture tout entière, chaque mot doit être vu
séparément. Les lignes souvent sont brisées ; quelquefois même toute lecture est impossible. A l'ophthalmoscope : on constate des plaques rétiniennes

blanches, couvrant les vaisseaux par places, entremêlées quelquefois de petites hémorrhagies rétiniennes, et affectant les formes les plus diverses.
Quelques-unes de ces plaques sont mêmes déjà
transformées au moment de l'examen ; elles deviennent jaunâtres, s'entourent de pigment et sem-
blent constituer une véritable cicatrice rétinienne.
Dans ces cas la pilocarpine est indiquée, et elle
améliore rapidement la vision de ces malades : les
scotomes diminuent d'étendue, la vision plus nette, la
lecture plus facile et plus courante. A l'ophthalmoscope, on voit les taches blanches diminuer
d'étendue ; quant aux autres, elles restent im-
muables (1).

L'alcaloïde du jaborandi a aussi été employé à la
clinique de M. le Dr Dehenne, dans les affections
rétiniennes albuminuriques et diabétiques. Elles
n'ont amené aucune modification appréciable dans
l'état du fond de l'œil, pas plus du reste que dans la
quantité d'albumine ou de sucre excrétée en vingt-
quatre heures.

Comment agit la pilocarpine dans la cure des
affections oculaires ? Les pertes liquides qu'elle fait
subir à l'organisme activent-elles ou provoquent-
elles indirectement la résorption des exsudats en
augmentant la viscosité du sang à la manière des
autres hydragogues, ou bien a-t-elle une influence
spéciale sur la nutrition des membranes et milieux

(1) Les injections d'ergotinine ont été employées concurremment
pour enrayer la disposition aux hemorrhagies.

oculaires ? Nous ne saurions le dire, et il ne nous
appartient pas de le rechercher; son action curative
existe et cela nous suffit.

Cette étude rapide nous permet de conclure à l'action de la pilocarpine dans les affections exsudatives
de l'œil, et là où elle a donné les meilleurs résultats
incontestablement, c'est dans les myopies (scléro-
choroïdites postérieures) à marche progressive
avec mouches volantes dans le corps vitré et menacé
de décollement de la rétine.

Son action a été complètement nulle dans le
décollement de la rétine et dans les atrophies de la
papille, quelle que fut leur origine.

OBSERVATIONS.

OBSERVATION I. — *Myopie à tendance progressive, corps flottants.*

Mme B..... vient à la consultation, au mois de mars
1882; elle se plaint d'un obscurcissement général de la vision
avec corps flottants des deux côtés, avec prédominance à
droite; elle a toujours eu une bonne vue, quoique un peu
basse; elle a 65 ans et ne s'est jamais servie de lunettes
pour travailler, mais depuis deux mois il lui est impossible de
se livrer à un travail assidu, et les mouches volantes surtout
la tourmentent beaucoup.

A l'ophthalmoscope : myopie $= 1/8$.

Staphylôme postérieur au 1er degré; corps flottants; pas
d'autres lésions au fond de l'œil si ce n'est une tendance
générale à la disparition des couches profondes de la choroïde.

Traitement. — Repos des yeux, injection de pilocarpine à
la dose de 0,02 centigrammes deux fois par semaine. Saliva-

Deniau.   7

tion durant une heure, congestion légère de la face avec transpiration limitée au front et au cou. A la sixième injection, la malade accuse une légère amélioration marquée, diminution notable des corps flottants ; elle commence à travailler un peu et sans fatigue.

A la dixième injection les corps flottants ont presque complètement disparu ; Mme B... affirme que ses cheveux, absolument blancs au commencement du traitement ont bruni d'une façon très appréciable.

Il est à noter qu'aucune question ne lui avait été posée à ce sujet.

Obs. II. — *Myopie progressive, corps flottants.*

M. C... vient à la clinique au mois de janvier 1881 ; il se plaint absolument des mêmes symptômes que Mme B... de l'observation précédente ; mais chez lui, l'affection présente déjà un caractère de gravité plus grand, en ce sens que l'aspect du fond de l'œil indique une tendance manifeste à la progression de la myopie et peut faire présager un décollement de la rétine à brève échéance ; les mouches volantes sont nombreuses et flottent avec la plus grande facilité, les staphylômes postérieurs sont mal délimités et marchent par suites successives d'atrophie choroïdienne du côté de la macula. La vue est très affaiblie, surtout à droite ; le malade accuse des deux côtés l'existence d'un voile fixe qui l'empêche de se livrer à aucun travail. Au pourtour de la papille la rétine semble avoir perdu un peu de sa transparence et présente une teinte bleuâtre comme si elle était légèrement œdématiée ; en un mot le pronostic est grave.

Immédiatement, le malade étant à jeun, on lui pratique une première injection de pilocarpine (2 centigrammes) que l'on répète journellement pendant 15 jours.

Au bout de 8 jours le malade accuse une amélioration manifeste ; les mouches volantes sont moins nombreuses, et l'aspect œdémateux de la rétine a disparu.

A la quinzième injection, le malade reprend son travail (comptable) avec ménagement. Cessation de tout traitement.

Au bout d'un mois, M. C... accuse de nouveau une légère

fatigue, l'aspect du fond de l'œil ne présente rien de particulier. Reprise d'une série de dix injections.

Depuis cette époque, M. C.... revient tous les mois à la clinique, l'amélioration se maintient et le travail se fait sans fatigue.

Obs. III. — *Myopie progressive, décollement de la rétine à droite.*

M. P..., vient consulter au mois de novembre 1880; il a complètement perdu la vision de l'œil; subitement, quelques jours auparavant. L'œil gauche ne voit pas de loin, et depuis quelques jours il est obscurci par la présence de quelques mouches volantes; de ce côté $M = 1/5$, staphylôme postérieur mal délimité et corps flottants. A droite, décollement de la rétine parfaitement caractérisé, absence totale du champ visuel supérieur et externe.

Le traitement par la pilocarpine est institué dès le second jour, autant contre le décollement de la rétine de l'œil droit que pour prévenir celui dont était menacé l'œil gauche.

Pendant les premiers jours, on eut la joie de constater l'agrandissement du champ visuel de l'œil droit, et par conséquent d'espérer la guérison du décollement de la rétine. Pendant quinze jours, l'amélioration alla toujours en augmentant : l'œil gauche bénéficiait du traitement par la pilocarpine (disparition des mouches volantes et éclaircissement de la vision), pendant que, de son côté, la rétine de l'œil droit semblait se recoller ; mais tout d'un coup, sous l'influence d'un effort fait par le malade (soulèvement d'une voiture à bras), le champ visuel de l'œil droit redevint ce qu'il était avant le traitement et malgré la continuation de la pilocarpine, la rétine resta décollée ; seule, l'amélioration de l'œil gauche se maintint et continua même à progresser. Ce qui prouve le bien fondé de l'opinion que nous émettons dans notre travail, à savoir : qu'on prévient le décollement de la rétine, mais qu'on ne le guérit pas.

Depuis deux ans, chaque fois que M. P... se plaint de fatigue de l'œil gauche ou d'un léger obscurcissement de la vision, on lui refait une nouvelle injection de pilocarpine et chaque fois les symptômes inquiétants disparaissent et le malade reprend son travail.

Obs. IV. — Myopie progressive, corps flottants, opacités cristalliniennes légères à droite.

Mme X.... se présente à la clinique au mois de janvier 1882; sa situation est très analogue à celle du malade qui fait le sujet de l'observation II; elle présente en plus quelques opacités du cristallin de l'œil droit; elle est âgée de 58 ans. Elle s'est aperçue d'un obscurcissement rapide de sa vision; elle appliquait ses yeux aux objets les plus fins et, tout à coup, il lui fut difficile de lire d'une façon suivie les gros caractères d'un journal; elle est très effrayée, d'autant plus qu'un voile fixe semble s'être placé devant ses deux yeux; les corps flottants sont assez nombreux.

A l'ophthalmoscope : M = 1/8. Staphylôme postérieur mal délimité des deux côtés; aspect bleu grisâtre de la rétine tout au pourtour de la papille.

Traitement : Repos des yeux, lunettes fumées, à cause de l'hyperesthésie rétinienne dont se plaint la malade, injections de pilocarpine par séries de dix injections tous les jours, avec intervalle de repos de huit jours. Trois séries sont ainsi pratiquées.

L'amélioration se manifeste rapidement, la vision de l'œil droit, seule, reste un peu trouble à cause des opacités cristalliniennes. Le changement dans l'aspect ophthalmoscopique est très appréciable.

Après dix injections la malade ne manque jamais de dire en arrivant : « Je me sens beaucoup mieux, et je recommence à travailler dans les objets fins. » Ce qui, du reste, lui avait été interdit, mais c'est là le gagne-pain de cette pauvre malade à qui un changement de profession serait tout à fait impossible.

Obs. V. — Blépharo-conjonctivite lacrymale, rétrécissement du canal nasal, myopie, corps flottants.

Miss M..., âgée de 45 ans, vient à la clinique au mois

de décembre 1881, elle se plaint depuis quelque temps d'un obscurcissement de la vision des deux côtés, accompagné de mouches volantes ; elle est atteinte, en outre, d'une blépharo-conjonctivite lacrymale manifeste qui est traitée et guérie par les moyens ordinaires (cathétérisme de Bowmann et injections avec la seringue d'Anel).

A l'ophthalmoscope : M = 1/12, corps flottants des deux côtés, staphylôme postérieur au 1er degré sans tendance à la marche progressive.

Traitement : Injections de pilocarpine (dix injections de deux centigrammes chaque, à deux par semaine). Disparition des corps flottants.

Ces observations pourraient être multipliées, mais absolument sans profit pour le lecteur, car elles se ressemblent toutes. Dans tous les cas, la marche progressive de la myopie a été enrayée et, c'est du moins notre conviction, le décollement de la rétine a été prévenu.

Obs. VI. — Chorio-rétinite spécifique double avec héméralopie remontant à cinq ans.

M. V... se présente à la clinique le 1er décembre 1881 ; il est âgé de 48 ans. Depuis cinq ans, sa vue a baissé ; mais depuis un an surtout il ne voit plus clair du tout dès que le soleil a disparu à l'horizon ; il est atteint d'hémèralopie complète. Le champ visuel présente des lacunes disséminées, et l'acuité visuelle est réduite à 1/10.

A l'ophthalmoscope on trouve les lésions caractéristiques, et la disposition même des taches blanches, entourées de pigment noir, sous forme d'anneaux incomplets, ne laisse aucun doute sur le caractère spécifique de l'affection ; du reste, le malade avoue avoir eu un chancre induré il y a une dizaine d'années avec l'accompagnement habituel de roséole, plaques muqueuses, etc.

Un traitement spécifique énergique est immédiatement institué (iodure de potassium, jusqu'à cinq grammes par jour, frictions d'onguent napolitain sur les membres, etc.). Une série d'injections de pilocarpine est immédiatement commencée. Chez M. V... la dose est portée jusqu'à quatre centigrammes, ce qui, outre la salivation, amène une sudation abondante avec congestion de la face et nausées.

L'amélioration ne se fait pas attendre ; à la huitième injection, M. V... peut lire les caractères d'un journal ; l'héméralopie persiste, mais elle est beaucoup moins prononcée qu'au début du traitement. Dans une chambre obscure, à un pied de distance, M. V... compte les doigts, ce qui lui était absolument impossible quelques jours auparavant.

Après huit jours de repos, une nouvelle série d'injections est pratiquée et l'amélioration continue. L'acuité visuelle est remontée à un tiers, les lacunes du champ visuel sont beaucoup moins prononcées, l'héméralopie va en diminuant. Pour lutter contre ce qui reste d'héméralopie, on pratique à la tempe une série d'injections de sulfate de strychnine (2 milligrammes). Le malade a repris ses fonctions d'employé aux halles ; il avait dû cesser à cause de son héméralopie, sa situation le forçant à partir de chez lui à 3 heures du matin. Il lit très couramment son journal.

OBS. VII. — Rétinite exsudative avec hémorrhagies disséminées sans albuminurie, ni glycosurie.

Mme D..., religieuse, âgée de 49 ans, se plaint de ce que sa vue a baissé depuis 3 mois ; elle ne peut plus lire.

A l'examen ophthalmoscopique on aperçoit quelques vastes exsudats, couvrant par places les vaisseaux de la rétine, et entremêlées de quelques points hémorrhagiques.

On alterne les injections de pilocarpine avec les injections d'ergotinine aux tempes.

Après dix injections de chaque substance médicamenteuse, la malade peut lire de nouveau sans fatigue, la vision éloignée a gagné aussi en étendue ; on ne trouve plus traces des anciennes hémorrhagies, et des exsudats ont disparu. Il ne reste plus que quelques petites plaques cicatricielles, entourées par places de pigment noirâtre.

QUESTIONS.

SUR LES DIVERSES BRANCHES DES SCIENCES MÉDICALES.

Anatomie et histologie. — Du thorax.

Physiologie. — De la persistance de contractilité musculaire, et de la rigidité cadavérique.

Physique. — Mélange des gaz ; solution des gaz dans les liquides ; applications physiologiques.

Chimie. — Qu'est-ce qu'un corps simple ? Caractères généraux qui distinguent un métalloïde d'un métal. Divisions des corps simples en familles naturelles.

Histoire naturelle. — Qu'est-ce qu'un ruminant ? Comment les divise-t-on ? De la gélatine d'os, de la moelle de bœuf et du suif, du chevrotin porte-musc et du musc. Que présente de particulier le sang des caméliens ?

Pathologie externe. — Des varices et de leur traitement.

Pathologie interne. — Des complications et des suites de la scarlatine.

Pathologie générale. — De l'hérédité dans les maladies.

Anatomie et histologie pathologiques. — Des fausses membranes.

Médecine opératoire. — De l'iridectomie, de ses accidents et des moyens de les combattre.

Pharmacologie. — Des émulsions et des loochs. Quels sont les différents moyens employés pour émulsionner les corps gras

Thérapeutique. — Du régime dans les maladies aiguës.

Hygiène. — De l'alimentation insuffisante.

Médecine légale. — De la valeur des symptômes et des lésions dans les cas d'empoisonnement.

Accouchement.. — Données fournies par l'auscultation dans le diagnostic de la grossesse.

Vu, le président de la thèse,   Vu, bon et permis d'imprimer.

CORNIL.   Le vice-recteur de l'Académie de Paris,

GRÉARD.

www.ingramcontent.com/pod-product-compliance
Ingram Content Group UK Ltd.
Pitfield, Milton Keynes, MK11 3LW, UK
UKHW021003220726
13924UKWH00002B/872